GYMNASTIQUE PULMONAIRE

OU

L'ART DE RESPIRER

POUR

CHANTER, PARLER ET VIVRE

PAR

Joseph-Ferdinand BERNARD

Prix : **50** centimes

GRENOBLE

TYPOGRAPHIE ET LITHOGRAPHIE DE F. ALLIER PÈRE ET FILS

GRANDE-RUE, 8 , COUR DE CHAULNES.

1868

PROPRIÉTÉ DE L'AUTEUR

GYMNASTIQUE PULMONAIRE

ou

L'ART DE RESPIRER

POUR

CHANTER, PARLER ET VIVRE

———▶—✕—◀———

§ 1er.

De toutes les difficultés qui entourent l'art du chant, la plus grande est celle de la respiration.

Bien que nos savants physiologistes aient donné l'analyse exacte de la conformation des organes de la respiration formant l'unité sonore appelée voix, ils n'ont point donné de marche à suivre pour développer d'une manière précise l'échelle de la respiration depuis son point le plus lent jusqu'au plus précipité.

Avant d'entrer en matière sur l'art de respirer

pour chanter, parler et vivre, nous allons faire connaître l'opinion générale sur l'art du chant.

On s'imagine que pour chanter il faille respirer autrement que pour vivre.

Cette erreur a causé bien des troubles et par suite des pertes de voix irréparables.

La voix existerait chez l'espèce humaine comme le cri existe chez tous les animaux ; mais la mauvaise éducation que subit notre enfance fait contracter à notre mécanisme des déviations funestes à son organisation primitive.

Nous devons donc cela à l'ignorance de ceux qui nous élèvent. Hélas! le moment n'est point encore venu où l'instruction procédera de la pure nature dans laquelle notre éducation première prendra sa source. — L'humanité n'aura plus alors à combattre bon nombre de maux qui l'accablent.

L'art du chant a toujours été regardé comme très peu important dans l'état social ; on ne s'en occupe généralement que comme art d'agrément et dans les moments de loisir.

On croit que pour exercer le professorat du chant il suffit de lire la musique et d'être bon harmoniste.

Ces qualités ne sont que le complément de l'éducation du chanteur, la première de toutes est de connaître l'attitude des organes pendant l'exécution.

N'est-on pas convenu que pour toucher ou jouer de n'importe quel instrument il faille connaître les principes de la pose du corps?

Pourquoi n'en est-il pas de même pour ce qui

regarde les organes produisant la voix? — C'est que l'ignorance sur ce point n'est pas encore bannie et que la présomption et la paresse mettent sur le compte de la nature les questions qu'elles ne peuvent résoudre.

L'enseignement du chant s'arrête devant cette opinion générale : « La voix est un don naturel. »

En effet, c'est un don naturel comme tout ce que Dieu a créé, mais non un instrument accordé seulement à quelques personnes privilégiées et refusé aux autres. Ce n'est pas un instrument ajouté à notre conformation.

On ne naît pas plus chanteur que sculpteur. Membres et organes doivent subir un dressage pour pouvoir exécuter ce que la pensée a conçu.

Tout être bien constitué possède donc les éléments nécessaires qui, cultivés ainsi que nous l'avons dit, lui permettent de chanter.

La voix n'étant que la production d'une partie de nos organes, il s'agit d'arriver à les coordonner pour produire cet effet.

Ainsi donc, l'opinion générale sur l'art du chant est bien arrêtée sur ce que la voix est un don naturel. Aussi l'éducation du chanteur se borne-t-elle à l'étude de la musique et à l'articulation des lettres et des mots placés sous les signes musicaux. Du reste, les méthodes de chant ne sont précédées, pour la plupart, que de très courtes théories sur les principes mécaniques à observer pendant l'exécution des vocalises qu'elles contiennent.

Qu'en advient-il? — Que l'élève, au lieu de faire des progrès comme fraîcheur de voix, perd même celle qu'il possédait.

Le chant, comme tout ce qui se produit dans le monde social, est de convention. Qu'il soit exécuté par des instruments de métal ou de bois ou par nos organes respiratoires eux-mêmes, il faut que les uns comme les autres soient bien dirigés par notre volonté, unique source de toute bonne exécution.

Nous allons considérer et analyser la nature primitive pour arriver, de déductions en déductions, à prouver que la voix n'est que le résultat de l'éducation des organes respiratoires; et que sa culture consiste toute dans celle de ces organes qui ont d'ailleurs la même aptitude chez tous.

§ 2.

La vie générale s'accuse par deux effets : le mouvement et le bruit.

Le mouvement ne peut exister sans bruit, conséquence du frottement.

Le bruit caractérise l'espèce et la qualité des corps animés ou inanimés.

L'équilibre de la vie de l'homme est tout entier dans le mouvement appelé *respiration*, lequel se divise en aspirations et expirations.

Chacun de ces deux effets forme un bruit, mais celui de l'expiration a la faculté de produire le *cri*.

Notre larynx est garni d'une muqueuse formée de petites fibres nerveuses généralement appelées *cordes vocales*, dont l'ensemble constitue la *glotte* et qui prennent une attitude relative à l'expression de nos nécessités organiques.

Les enfants de toutes les nations jettent le même cri en venant au monde et cela sans exception.

Pour que ce cri se forme, il faut qu'il existe une pression dans le conduit aérien. Cette pression existe en effet ; elle est puisée dans un réservoir appelé poumons et elle est due au va-et-vient de l'air en nous-mêmes. Elle est relative à la pression atmosphérique externe et la neutralise. C'est ainsi que s'établit notre équilibre.

Les poumons subissent une première pression par un muscle appelé diaphragme, situé à leur base, sa sympathie avec les poumons est extrême et c'est lui qui commande à tous les autres muscles desservant l'acte de la respiration.

Lorsque l'enfant sort du sein de sa mère où il habitait, et n'a vécu que d'une respiration secondaire, son être entier est dilaté par le calorique du milieu dans lequel il vivait. Tout son individu est imprégné d'un air tiède. Il arrive alors que l'air relativement frais de l'extérieur pénètre avec rapidité dans ses organes et détermine la contraction du diaphragme qui, par ce mouvement, met en jeu son mécanisme respiratoire, comme nous allons l'expliquer :

La fraîcheur relative de l'air extérieur qui pénètre

dans les organes de l'enfant oblige le diaphragme à se contracter (tous les corps se contractant par la fraîcheur et se dilatant par la chaleur).

Cette contraction presse les poumons de bas en haut et en fait ressortir par la voie introductrice une partie de l'air qui y était entré ; la crispation avec laquelle cette première contraction se produit repousse vivement l'air et c'est le frôlement de ce dernier sur la glotte qui produit ce cri remarqué chez les enfants nouveau-nés de toutes les nations.

Ce cri étant général et son timbre analogue, prouve que les organes produisant la voix ont les mêmes propriétés et la même coordination chez tous, et que sans l'accent local et la défectuosité de la parole, il n'y aurait pas besoin d'étude spéciale pour développer ces organes.

On a vu quelle était l'importance du rôle du diaphragme. C'est lui qui, par ses contractions et ses dilatations bien réglées, constitue le balancier de la vie. C'est donc sur son exercice que nous fixerons toute notre attention.

§ 3.

La vie mécanique de l'homme se compose des neuf effets suivants :

La respiration, la transpiration, les absorptions liquides et solides, le sommeil, les secrétions, les excrétions, la locomation et la procréation.

L'harmonie de ces neuf effets essentiels de la vie est entretenue par l'hygiène, dont l'étude nous fait connaître la qualité et la quantité des éléments nécessaires à l'entretien d'un certain nombre d'entre eux, le temps de sommeil et de locomotion et la maturité de la procréation.

Les absorptions relatives aux dilatations et aux contractions se divisent en deux classes bien distinctes : les laxatifs et les contractants. Les premiers se rapportant aux dilatations et les seconds aux contractions.

La quantité qui nous en est nécessaire est relative à notre tempérament : c'est-à-dire que chacun de nous a une hygiène différente. On doit donc, pour la bien connaître, recourir aux conseils de son médecin habituel.

§ 4.

L'air que nous respirons *doit* pénétrer dans nos organes par le nez, qui en est, par sa conformation, le modérateur et l'épurateur; c'est-à-dire que l'air inspiré est tamisé et qu'il n'en pénètre et réside dans les poumons que la quantité nécessaire à la formation du sang; de même qu'il ne laisse échapper que la quantité révolue de gaz et vapeur d'eau et y maintient la pression atmosphérique qui fait notre force et notre énergie.

Pour l'expiration formant le cri, le nez cesse d'être

l'orifice de la respiration, parce que les fosses nasales sont employées à accumuler les vibrations du larynx pour les comprimer et laisser échapper par la bouche, en ondes sonores, l'expiration formant le cri.

§ 5.

Le cri est la gymnastique naturelle des poumons : par son plus ou moins d'intensité il stimule plus ou moins les contractions et les dilatations mettant en jeu tous les organes et, par son expression, il caractérise leur état sain ou malade.

La civilisation ayant remplacé le cri, notre langage primitif, par la parole, a restreint considérablement l'intensité du son. Il en est résulté une atrophie sensible des forces organiques de la respiration et c'est pour remplacer les avantages du cri que nous avons eu l'idée de rechercher une gymnastique spéciale que nous appelons à juste titre gymnastique pulmonaire et qui se compose seulement de quatre exercices principaux.

ON VOIT, PAR CE QUI PRÉCÈDE ,

Que la gymnastique pulmonaire a pour but :

1° De développer toute l'élasticité des poumons ;

d'en expulser les gaz et les matières nuisibles qui peuvent y être entrés par surprise ;

2° De consolider et fortifier la partie musculaire de tout notre individu , de rétablir même au besoin la circulation du sang ;

3° De régulariser les contractions et les dilatations des cordes vocales pour produire les vibrations mesurées qui donnent à la voix, cet instrument de l'âme, toute sa beauté d'expression ;

4° Et enfin, de lutter contre l'engourdissement et l'apathie auxquels nous nous laissons trop facilement aller, et qui, insensiblement, nous procurent des maladies et, par suite, une mort prématurée.

EXERCICES PRATIQUES.

Nos exercices ne sont fructueux qu'autant qu'on les fait dans la matinée, attendu que la vitalité chez l'homme, comme chez tous les animaux, de jour est progressive jusqu'à midi, et décroissante depuis cette heure.

Il serait donc absurde de vouloir cultiver le développement des forces physiques lorsqu'elles se dirigent vers le repos.

1er EXERCICE.

Le premier soin à prendre avant de commencer les exercices est: 1º de se débarrasser de tous les liens ou vêtements compressifs et surtout de ceintures et de corsets, afin que les mouvements soient libres et que la circulation du sang ne soit pas gênée ; 2º de renouveler l'air de l'appartement dans lequel on se trouve. Le corps doit être droit, les jambes et les bras bien d'aplomb, la tête bien assise sur le cou, le visage calme.

Dans cette position il faut inspirer l'air lentement en l'attirant sur le bord des lèvres. La bouche doit s'ouvrir progressivement pendant cette première inspiration et jusqu'à son plus grand développement.

Expirer ainsi la lettre *a* doux. Nous entendons par

ce mot de donner à l'*a* le même timbre qu'on trouve dans celui du mot *a*ppeler, et non le timbre grave qu'on trouve dans celui du mot *hâter*, cela sur le degré le plus bas de son échelle respiratoire musicale, c'est-à-dire sur la note la plus profonde qu'on puisse donner mais sans timbre.

Conserver pendant toutes les inspirations, la première exceptée, la bouche parfaitement immobile et toujours grand'ouverte. Il en est de même pendant l'articulation de la lettre *a*.

Réitérer dix fois cet exercice en ayant soin de fixer toute son attention sur le mouvement régulier et mesuré de l'inspiration et de l'expiration.

Il est nécessaire de bien marquer le point de départ de l'expiration de l'*a* et pour cela d'observer un temps d'arrêt entre l'inspiration et l'expiration.

L'*a* doit être soufflé. Il doit être maintenu par le souffle établi par la compression du diaphragme.

Il faut un repos de cinq minutes entre chaque série de dix exercices.

Lorsque le premier degré d'inspiration et d'expiration est ainsi parfaitement établi on passe au second exercice, mais il faut avant d'abandonner le premier qu'on sente en expirant l'*a* une première résonnance vers le creux de l'estomac et une seconde au bord du palais, près des dents.

Ces deux effets simultanés forment les points d'appui des ondes sonores formant la voix pour parler et chanter.

2e Exercice.

Cet exercice, ainsi que les suivants, ont les mêmes principes d'inspiration et d'expiration que le premier. Nous n'y reviendrons donc pas.

Il consiste à monter son échelle respiratoire progressivement et très lentement jusqu'au degré le plus haut qu'on puisse atteindre et à la descendre de la même manière.

Lorsque l'inspiration et l'expiration seront posées sur tous les degrés qu'on aura pu parcourir, on augmentera progressivement le mouvement jusqu'au plus précipité.

Il est bien entendu que les degrés fictifs de notre échelle respiratoire ne sont autres que les tons adoptés en musique, mais, nous le répétons, *sans timbre*.

3e Exercice.

Il se renferme dans l'exercice ascendant et descendant de l'échelle par intervalles de secondes, de tierces, de quartes, de quintes, etc., et toujours du degré le plus bas au plus élevé et réciproquement.

4e Exercice.

Il consiste à monter et descendre son échelle respiratoire musicale par demi-tons en observant les
mêmes principes que pour les précédents exercices.

———

Nota. — Cette gymnastique doit être faite religieu-
sement tous les matins et pendant une demi-heure,
repos compris, en redoublant de soin et d'attention
à mesure qu'on avance en âge.